DE LA
PHTISIE PULMONAIRE

MOYENS DE LA COMBATTRE

DE L'EMPLOI

DE

L'AIR COMPRIMÉ ET RARÉFIÉ

DANS

L'EMPHYSÈME, ASTHME ET BRONCHITE

ET

SES TRAITEMENTS A L'ÉTABLISSEMENT PNEUMATIQUE

Villa Soleil, 3, Boulevard Dubouchage, Nice

PAR

B. H. VOS

Directeur de l'Inhalatorium pour le traitement de la Phtisie,
Asthme et Bronchite

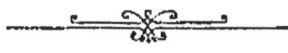

NICE
IMPRIMERIE ET LITHOGRAPHIE MALVANO-MIGNON
—
1892

DE LA

PHTISIE PULMONAIRE

MOYENS DE LA COMBATTRE

———

DE L'EMPLOI

DE

L'AIR COMPRIMÉ ET RARÉFIÉ

DANS

L'EMPHYSÈME, ASTHME ET BRONCHITE

ET

SES TRAITEMENTS A L'ÉTABLISSEMENT PNEUMATIQUE

Villa Soleil, 3, Boulevard Dubouchage, Nice

PAR

B. H. VOS

Directeur de l'Inhalatorium pour le traitement de la Phtisie,
Asthme et Bronchite

NICE

IMPRIMERIE ET LITHOGRAPHIE MALVANO-MIGNON

—

1892

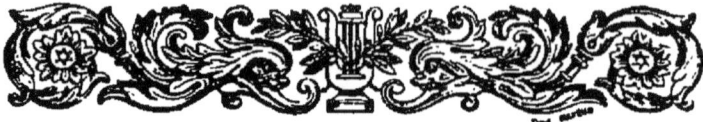

DE LA PHTISIE PULMONAIRE

MOYENS DE LA COMBATTRE

SON TRAITEMENT A L'ÉTABLISSEMENT PNEUMATIQUE

Villa Soleil, 3, Boulevard Dubouchage, Nice

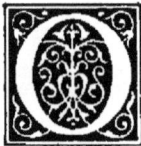

On entend très souvent poser cette question : " La Science, avec les moyens dont elle dispose, peut-elle guérir la phtisie pulmonaire? Cette maladie, dont les effets sont si terribles, peut-elle être arrêtée dans sa marche et le sujet qui en est atteint peut-il recouvrer la santé? " Pourquoi ne pas demander si la *diphtérie*, la *fièvre typhoïde* et le *diabète* sont rebelles à

tout traitement? Dans ces divers cas patho-
logiques tout dépend, personne n'osera le
nier, du "*processus*" de la maladie; tout
dépend du caractère qu'elle a revêtu à son
début — si elle s'est montrée "bénigne"
ou si elle a présenté, dès sa première mani-
festation, des symptômes menaçants — et
tout dépend, ajouterons-nous, de la len-
teur qu'on a mise à la soigner. Personne
n'ignore que les pauvres aux prises avec
le "struggle for life" et les soucis de
l'existence "n'ont pas le temps" de se
préoccuper des premiers symptômes de la
maladie. Qui portera le pain à la maison,
s'ils désertent l'atelier? Le traitement que
prescrira le médecin ne nécessitera-t-il pas
des dépenses auxquelles ils ne sauraient
faire face? Aussi ne se décident-ils à con-

sulter le docteur que lorsque les poumons sont fortement endommagés, complètement " dévastés " parfois.

Ceux qui sont dans une situation de fortune satisfaisante, au contraire, s'entourent de conseils médicaux dès la première toux persistante, adoptent un régime, changent de climat et recherchent, pendant l'hiver si dur aux malades, les riants pays du soleil. Ils parviennent de la sorte à enrayer le mal, et l'on peut affirmer que les progrès de la *phtisie* sont neutralisés par une méthode curative rationnelle et intelligente chez les *trois quarts des tuberculeux* au premier degré. Il va sans dire que l'amélioration obtenue sera persistante ou de courte durée, suivant le régime adopté par le malade. Malheureusement,

par une légèreté et un optimisme regret-
tables, beaucoup de malades oublient les
sages recommandations du docteur. Dès
qu'une accalmie s'est manifestée dans leur
état . . . .

**Quelle est l'origine de la tubercu-
lose ?** — C'est la faiblesse générale ou
locale des poumons. Cette faiblesse est
constatée chez certains enfants — elle est
souvent héréditaire — ou elle peut être
acquise, dans la suite, par des causes
diverses. Les poumons souffrent s'ils ne
sont pas ventilés par un volume d'air suf-
fisant ou si l'air qu'ils respirent n'est pas
de bonne qualité. Les personnes qui ont
une occupation sédentaire, les personnes
qui restent longtemps courbées, ne respirent pas assez librement pour renforcer les

poumons. Les maçons, les tailleurs de pierres respirent un air chargé de poussière et cette poussière est très préjudiciable aux poumons. . . . .

Qu'est-ce que la bronchite ? — C'est l'inflammation chronique de ces " tubes " par lesquels l'air doit pénétrer dans les poumons. Comme ces " conduits " sont enflammés et enflés et que par conséquent ils sont plus étroits qu'à l'état normal, comme ils sont, en général, remplis de mucosité, il est évident que les poumons ne reçoivent pas le volume d'air nécessaire à leur fonctionnement régulier. Aussi, qu'arrive-t-il ? Les poumons *s'affaiblissent* — les parties supérieures surtout — ils *se rétrécissent, se creusent* et finissent par être *réduits à néant.* Tout le monde sait que la

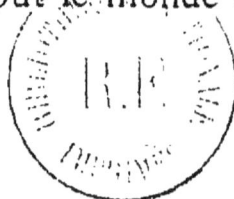

maladie a d'autant plus vite raison d'un organe qu'il est plus affaibli et qu'elle rencontre moins de résistance · *locus minoris resistentiæ.* — Prenons un exemple : quand les microbes du choléra, de la fièvre typhoïde, de la phtisie, etc., s'attaquent à un corps solide et sain, ces " *rongeurs* " ne peuvent pas prendre possession de la place et l'homme reste bien portant ou ne succombera pas.

M. le docteur Metschnikof, directeur de l'Institut Pasteur, à Paris, a établi récemment et a démontré magistralement que les " *cellules du corps* ", au moment où le " *bacillus* " ennemi fait son invasion, se réunissent pour le détruire. Si les *microbes* sont en trop grand nombre relativement à la défense, s'il n'y a pas de forces suffisantes à leur opposer, ils prennent le dessus et le " champ de bataille " même devient un foyer morbide. En d'autres termes, la maladie se déclare. Si au contraire les éléments du corps remportent la victoire, l'homme continuera à bien se porter.

Il résulte de ces considérations que deux conditions doivent être remplies pour combattre la phtisie : 1° *renforcement des poumons ;* 2° *affaiblissement, et si possible, destruction du microbe.* D'accord sur ces principes, *MM. les docteurs Germain Sée,* à Paris, et *Aronsohn,* à Ems et San-Remo, combattent cette affection par les inhalations d'air comprimé, chargé de vapeurs désinfectantes. Le *professeur Germain Sée* place les malades sous une cloche remplie d'air comprimé et de vapeurs de créosote. Il les laissé inhaler pendant plusieurs heures. La méthode employée à Ems par le *docteur Aronsohn* et à laquelle je me suis arrêté à *Nice,* est la suivante : les malades inhalent, chaque jour, *une* ou *deux* fois, dans des *appareils perfectionnés,* de l'air comprimé, *chauffé* à la température du corps et imprégné de vapeurs de *menthol.* En outre, ils inhalent chez eux toutes les trois ou quatre heures, c'est-à-dire quatre ou cinq fois par jour, de 5 à 10 minutes chaque fois, du menthol dans les petits appareils de Rosenberg.

Le *menthol* possède la propriété de détruire les microbes et a été introduit par *Rosenberg* dans le traitement de la *phtisie des poumons* ou du *larynx* et a toujours été employé avec grand succès. Ces inhalations au *menthol* sont supportées par tous les malades, et comme ces inhalations sont souvent répétées, les voies respiratoires sont constamment saturées d'éléments désinfectants. L'*air comprimé* n'a pas seulement pour mission de pousser le menthol dans les poumons, mais par sa *pression* il débarrasse les canaux de la *mucosité* et, agissant sur les *plus petits vaisseaux*, il donne de l'*élasticité,* de la *force* et de la *vitalité* aux poumons. Comme il rend la respiration plus libre et élargit le volume des poumons, il affluera une plus grande quantité de *sang du cœur* vers les poumons et ainsi leurs cellules recevront une nourriture plus abondante et plus substantielle. Aux fonctions purement mécaniques de l'air comprimé il faut ajouter celles d'une autre nature et qui sont du domaine de la chimie : il introduit dans le corps, avec chaque respiration, une notable quantité d'oxygène.

Nous concluons : on obtiendra sûrement dans le traitement de la phtisie au premier degré les heureux résultats obtenus par le *professeur Germain Sée* et le *docteur Aronsohn,* si le docteur a soin d'ajouter à la susdite méthode curative pneumatique un régime adapté à l'état général du malade.

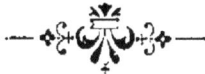

DE L'EMPLOI

DE L'AIR COMPRIMÉ ET RARÉFIÉ

DANS

L'EMPHYSÈME, ASTHME ET BRONCHITE

et ses traitements à l'Etablissement pneumatique

Villa Soleil, 3, Boulevard Dubouchage, Nice

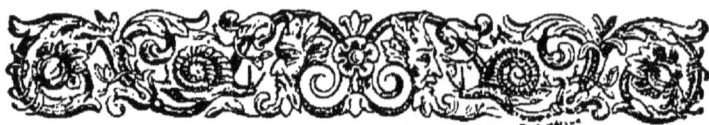

DEPUIS que *l'air comprimé* et *raréfié* est devenu un facteur puissant en médecine, on s'en sert, avec succès, dans les susdites maladies qui toutes ont pour effet une diminution considérable du volume d'air dans les poumons.

Dans *l'emphysème* — dilatation du poumon — cet organe est gonflé comme un ballon, il est impuissant à rejeter l'air respiré et à préparer de la place pour en recevoir du frais du dehors. De là résulte qu'à chaque respiration le malade emmagasine moins d'air et l' " essoufflement " a lieu. Ces crises d'essoufflement portent le nom générique d'*asthme* et se manifestent également dans la *bronchite*. La bronchite est une inflammation de la muqueuse qui tapisse les canaux respiratoires, ce qui produit le sifflement et la mucosité ; cette mucosité, la nature cherche à en débarrasser les poumons par la toux. La bronchite toujours, et l'*emphysème* très souvent, sont accompagnés d'*asthme*.

Dans ces affections le malade a une vraie " fringale " d'air et par l'inhalation d'*air comprimé* et *raréfié*, il apaise sa faim, pour ainsi dire, les poumons reprennent graduellement leur élasticité première, et peuvent se développer et se contracter pendant les fonctions de la respiration et de l'expiration de l'air. La *circulation du sang* devient plus régulière, le cœur bat d'une façon normale et les sécrétions de mucosités diminuent. L'effet des inhalations d'air comprimé, dans les cas d'*asthme* et de *bronchite*, devient encore plus puissant quand on y ajoute des vapeurs de *Térébenthine, Conifères, Baume tranquille*, etc., remèdes si connus dans le traitement des maladies des voies respiratoires.

Nous exceptons de l'emploi de l'air comprimé l'asthme résultant de la maladie du cœur ou du nez (polypes). Le docteur Germain Sée, de Paris, prescrit l'absorption d'oxygène pour empêcher la stagnation des mucosités et pour rendre la respiration plus légère.

B. H. VOS,

Directeur de l'*Inhalatorium*
pour le traitement de Phtisie. Asthme et Bronchite,
NICE.

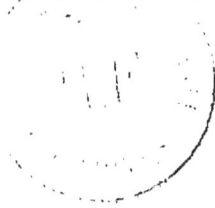

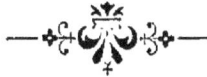

Nice. — Imp. et Lith. Malvano-Mignon, rue Gioffredo, 62.

www.ingramcontent.com/pod-product-compliance
Lightning Source LLC
Chambersburg PA
CBHW060504200326
41520CB00017B/4901